LE TRÉSOR DU LABOUREUR

OU

L'ART DE GUÉRIR

LES CHEVAUX ET LES BÊTES A CORNES

DIJON

IMPRIMERIE ET LITHOGRAPHIE F. CARRÉ
10, rue Amiral-Roussin, 10

LE TRÉSOR DU LABOUREUR

OU

L'ART DE GUÉRIR LES CHEVAUX

ET LES BÊTES A CORNES

LE TRÉSOR

DU LABOUREUR

OU

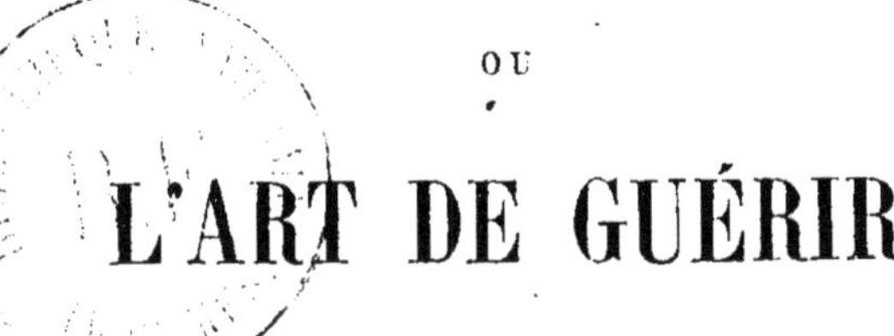

L'ART DE GUÉRIR

LES CHEVAUX ET LES BÊTES A CORNES

DIJON

IMPRIMERIE ET LITHOGRAPHIE F. CARRÉ

40, rue Amiral-Roussin, 40

AU LECTEUR

L'ouvrage que j'offre aux cultivateurs et propriétaires est le fruit de longues années d'expériences et d'épreuves, qui m'ont permis de trouver les moyens de guérir les chevaux et les bêtes de toutes espèces des maladies les plus graves.

Ce livre n'est écrit ni en bel esprit, ni pour les beaux esprits. Il est fait uniquement dans le but d'être utile aux agriculteurs, qui, par des remèdes aisés, pourront eux-mêmes soigner leurs animaux. J'espère que l'on m'en saura gré.

Les progrès réalisés dans l'hygiène des bêtes sont surtout sensibles dans les chevaux (1). J'ai groupé des renseignements précieux et, grâce à ma longue pratique, j'ai acquis la connaissance parfaite des animaux, de leurs maladies, des causes de celles-ci et des

(1) Le cheval doit avoir :

Quatre choses larges : le front, le poitrail, les lombes et les membres ;

Quatre choses longues : l'encolure, les rayons supérieurs, la poitrine et la croupe ;

Quatre choses courtes : les reins, les pâturons, les oreilles et la queue.

Ce qui résume les conditions de force et d'intelligence, les conditions favorables à la vitesse, les conditions favorables à la résistance.

(*Rapport sur les progrès de la médecine vétérinaire*, par J.-H. Magne, directeur de l'Ecole vétérinaire d'Alfort.)

meilleurs remèdes qu'on peut y appliquer. J'ai voulu mettre la science à la portée de tous, et j'y suis parvenu. C'est, du reste, la ligne suivie par un de mes prédécesseurs, Jacques Richelet, vétérinaire à Lyon, qui écrivit un livre dans l'intention de ne pas embarrasser les cultivateurs de mille remèdes qu'ils ne feraient pas, mais de leur permettre de trouver ce qu'il importe le plus de savoir pour la conservation des bestiaux, sans le secours de son voisin ni d'un homme de l'art.

Je m'estimerais heureux et très récompensé de mes veilles, de mes soins et de mes travaux, si l'on sait m'apprécier.

Le zèle que j'ai apporté pour faire ce recueil, le désir de le voir paraître, tout favorise mon espoir.

Qu'il soit donc utile et que tout le monde sache en profiter.

Mai 1873.

LE TRÉSOR DU LABOUREUR

DES MAUX D'YEUX

Les chevaux peuvent avoir des maux aux yeux ou par fluxion ou par accident. La fluxion est une inflammation de l'œil qui survient en cette partie par le transport et l'envoi des humeurs âcres et piquantes qui l'échauffent, l'altèrent et quelquefois la détruisent. La fluxion proprement dite se distingue en sympathique ou idiopathique. La fluxion sympathique est celle qui a lieu par les rapports de l'œil malade avec d'autres parties du corps qui le sont également. Par exemple, si par un vice de foie le sang devient trop chaud ou trop subtil ce sang pourra causer une fluxion sur les yeux quoique d'ailleurs l'œil soit sans mal en soi. Il en est de même lorsqu'un poulain broche ou fait ses dents: la douleur qu'il éprouve dans la mâchoire occasionne ordinairement une inflammation qui se jette sur les yeux. C'est pour les fluxions de ce genre que vous trouverez ci-après un excellent remède. Quant à la fluxion idiopathique, c'est celle qui provient de la propre substance de l'œil ou de la conformation, soit par l'appauvrissement de cette substance, par le manque d'esprit suffisant pour l'animer, ou par un vice de conformation. Il est encore une espèce de fluxion tout à la fois sympathique et idiopathique : telle est celle attachée au cours de la lune. Elle est sympathique avec le cours de la lune, et idiopathique en ce qu'il existe dans la conformation de l'œil le principe qui a causé cette sympathie.

Je ne m'étendrai pas sur ces sortes de fluxions que j'ai toujours regardées comme incurables pour peu qu'elles prennent d'accroissement.

Je passerai sous silence aussi le chapitre des accidents de la vue qui varient à l'infini, et pour lesquels on doit recourir aux artistes vétérinaires, pour peu que l'accident soit grave. Je me bornerai seulement à vous donner un régime et un très bon remède pour la guérison des fluxions sympathiques.

Quand vous voulez traiter un cheval pour les maux d'yeux, il faut d'abord lui faire suivre un régime et lui donner quelques remèdes propres à le rafraîchir. Il faut lui ôter absolument l'avoine, ne le point faire travailler, ne le point tenir dans une écurie trop chaude ni trop froide en hiver, et le nourrir simplement avec de la paille et du son mouillé.

I.

Remède pour la guérison des chevaux qui ont la vue grasse, ou remplie d'humeurs, ou chargée par la masse du sang, et des poulains qui ont la vue trouble en faisant leurs dents.

Pour les poulains.

Vous ferez infuser un quarteron de miel dans un quart de vinaigre de vin ; puis vous en gargariserez la bouche du poulain, vous lui laverez les yeux deux ou trois fois par jour avec de l'eau de rivière claire et courante, dans laquelle vous ferez fondre une pincée de sel par quart de bouteille, vous le saignerez en coupant le bout du tronçon de la queue, quand il aura saigné modérément, vous arrêterez le sang.

Pour les chevaux et juments.

Vous leur laverez les yeux comme il est indiqué pour les poulains et les saignerez aux deux plats de la cuisse en dedans. Ce remède seul suffit pour les guérir parfaitement en peu de jours.

Lorsque les chevaux ou poulains ont l'ongle, vous le leur ôterez adroitement et leur laverez ensuite les yeux comme il est indiqué plus haut. L'auteur vous recommande de ne saigner que par un temps doux et humide parce que la saignée ne fait pas de bien dans la grande sécheresse ni dans les grands froids. Il vous recommande aussi, bien expressément, pour les maladies de la vue, de ne jamais saigner qu'à la queue ou au plat de la cuisse, parce qu'en saignant par devant, vous attirez l'humeur sur les yeux au lieu de l'en détourner, et vous courez le danger de rendre l'animal aveugle, ce qui arrive communément.

De la gourme.

Peu de chevaux nés en France, les pays méridionaux exceptés, échappent à la maladie de la gourme. C'est une évacuation d'humeurs contractées dans la jeunesse qui se fait ordinairement par abcès au-dessous de la gorge, entre les deux os de la ganache, ou par les naseaux. Il existe diverses opinions sur le germe de cette maladie qu'il est inutile de vous faire connaître. Ce qu'il y a de certain, c'est que, de quelque source que vienne le mal, il est nécessaire de le guérir. Les chevaux jettent ordinairement leur gourme à l'âge de trois ou quatre ans, par une tumeur qui leur survient entre les os de la ganache, et souvent aussi par les naseaux. Il arrive quelquefois que cette tumeur se dissipe par une transpiration insensible, mais le plus souvent elle vient à suppuration, et alors sa guérison n'en est que plus assurée.

Ce qu'il y a de plus certain encore, c'est que la gourme se fait jour par la partie la plus faible qui se trouve dans le corps du cheval lorsque la nature est prête à se décharger de cette humeur qui l'incommode. Aussi, voit-on fréquemment la gourme sortir par une épaule, par un jarret, par un pied, par-dessus le rognon, et si la partie qui reçoit ce fardeau est froide ou de petite capacité, alors, n'étant pas capable de s'en débarrasser entièrement, elle en demeure presque toujours incommodée ou affaiblie.

Il est bien favorable aux chevaux de jeter la gourme lorsqu'ils sont poulains et nourris dans la prairie, car, ayant la tête basse pour paître, l'évacuation de l'humeur est plus facile, et l'herbe étant une nourriture humide, elle détrempe bien mieux les humeurs et les fait couler plus facilement et accélèrent la guérison.

Quand un cheval a porté la gourme imparfaitement il est sujet, à l'âge de six, dix et douze ans, à jeter de fausses gourmes qui, négligées, dégénèrent en morve. C'est pour cette espèce que je vait vous prescrire un régime et un remède qui en assurent la guérison.

Autant l'herbe fait de bien aux poulains, autant elle est funeste aux chevaux dans les fausses gourmes. Si vous les mettez à l'eau blanche, ou au vert, vous les refroidissez trop, et vous finissez par leur donner la morve. N'oubliez donc pas que quand un cheval jette de fausses gourmes, il a besoin d'être échauffé, et pour cet effet, il faut le nourrir avec de bons fourrages et de l'avoine comme en pleine santé. Vous lui ferez aussi le remède suivant :

II

Remède pour la gourme.

Faites fondre dans une chopine d'urine de vache un quarteron de miel que vous ferez avaler à jeun à l'animal malade ; vous répéterez ce breuvage trois ou quatre jours de suite, au bout desquels vous lui donnerez, toujours à jeun, autant que possible, pendant quelques jours, de la fleur de soufre dans de l'avoine ou du froment.

Si l'animal est glandé de gourmes, et si la glande se trouve dure, gonflée ou en tuméfaction, le remède pour l'adoucir promptement est de la faire percer, s'il y a lieu, et de la faire frotter avec de l'onguent un peu chaud, dont vous ferez la composition ainsi qu'il suit :

Vous mélangerez et ferez fondre ensemble du miel, du saindoux de porc mâle, de l'huile douce, de chacun une once, et un quart d'once de cire jaune ; vous formerez du tout un onguent liquide que vous ferez chauffer chaque fois que vous voudrez vous en servir.

La gourme, quelque fâcheuse qu'elle puisse être, ne peut pas résister à ce remède, et la guérison se fait promptement.

Lorsqu'un cheval, à la suite d'un travail forcé ou d'une course fatigante, jettera par les naseaux, ou quand vous aurez négligé de guérir ses fausses gourmes, vous pourrez le rétablir promptement par le remède n° 3, pourvu toutefois qu'il ne soit pas décidément morveux.

III

Remède pour guérir habilement les chevaux qui jettent par échauffement ou pour tout autre cause.

Faites avaler à l'animal à jeun, pendant quatre jours de suite, une chopine d'eau de miel un peu tiède, par chaque jour. Faites-lui prendre ensuite, pendant neuf jours, tous les matins à jeun, un quart d'once de fleur de soufre mêlée dans de l'avoine ou du froment, et dans le cours de la journée, chaque fois que vous lui donnerez du son ou de l'avoine, vous y mêlerez une poignée de graines de genièvre pilées, ou bien, si vous êtes à portée d'avoir du genêt, coupez-en la tige bien menu, et mettez-en une poignée dans le son ou l'avoine.

Si l'animal est glandé, et que la glande soit dure, vous vous servirez pour l'adoucir et même pour la faire percer, si le mal le demande, de l'onguent indiqué dans le n° 2 pour la gourme.

Du farcin.

On donne le nom de farcin à certains boutons, à certaines gales, à certains ulcères répandus plus ou moins sur la surface du corps. Le virus farcineux occupe dans certains chevaux les vaisseaux de la peau; d'autres ont les vaisseaux sanguins attaqués; d'autres enfin, ceux de la transpiration. Dans d'autres, cette maladie occupe le tissu cellulaire; il s'en trouve chez lesquels le siége est dans le corps des muscles; quelquefois ce vice n'attaque que les glandes et jamais les parties tendineuses et ligamenteuses.

Après la morve il n'existe pas de maladie plus dangereuse que le farcin, car celle-ci produit souvent la première.

Il n'en existe pas de plus difficile à guérir, parce que cette maladie ayant différents degrés de malignité, et se reproduisant sous divers caractères, il est impossible de prescrire un remède ou traitement uniforme qui puisse s'administrer avec un égal succès.

En vous donnant un remède pour le farcin, je ne garantis donc pas qu'il sera infaillible pour la guérison du cheval, quelle que soit la nature du virus, mais il peut s'employer avec un grand succès pour le farcin en général, et surtout dans le principe de cette maladie, et je puis vous assurer que j'ai guéri par le traitement que je vous enseigne les trois quarts des chevaux qui m'ont été confiés pour raison de cette maladie.

La cause première qui engendre le farcin nous est encore inconnue; il y a lieu cependant de croire que c'est tantôt la partie rouge du sang, tantôt un vice de la partie blanche. Les causes secondes qui l'engendrent sont les mauvais fourrages, tels que : le foin nouveau qui n'a pas entièrement sué, l'avoine nouvelle donnée en trop grande quantité, le long repos, la négligence à étrier les chevaux, une transpiration arrêtée ou une trop grande course; des exercices trop violents dans les chaleurs de l'été; une seule course trop violente; la trop grande abondance de sang. Il vient encore pour vouloir engraisser trop promptement les chevaux extrêmement fatigués, maigres et échauffés.

Enfin, comme c'est une maladie contagieuse, elle se communique facilement au cheval sain par le seul contact d'un cheval farcineux.

L'arrangement des boutons farcineux, leur multiplicité, leur situation ne peuvent servir à caractériser cette maladie; mais on la reconnaît aisément par le contact des boutons, par leur dureté, leur figure ronde, leur profondeur et la douleur qu'ils occasionnent, par les ulcères qui surviennent à la suite de tous ces petits dépôts, dont les bords inégaux se renversent en arrière comme un cul de poule, et dont la suppuration est toujours arrêtée dans les uns et séreuses dans les autres; par des ulcères qui surviennent sans avoir donné aucun signe de tumeur et d'inflammation, et dont les bords paraissent avoir été coupés de près avec des ciseaux, par une gale sanguinolente accompagnée de beaucoup de douleurs; par la perte entière des poils sur les tumeurs qui sont abcédées, par l'induration qui reste après la guérison de ces mêmes boutons. Tels sont les indices du farcin : la multiplicité a divisé cette maladie en sept ou huit espèces; les plus difficiles à guérir sont le farcin cordé, le farcin à cul de poule, le farcin charnu qui occupe les cuisses, et celui qui se jette sur les poumons ou sur la membrane pipituaire.

Cependant quels que soient les symptômes de cette maladie, il ne faut pas négliger de la guérir aussitôt qu'elle se manifeste, ni se décourager par la nature du virus qui la rend plus ou moins grave.

Il faut mettre le cheval au son mouillé et à la paille pour toute nourriture, et après quelques jours de traitement, le faire travailler ou lui faire prendre de l'exercice modérément.

IV

Remède pour guérir le farcin.

Vous saignerez d'abord le cheval, puis vous le purgerez pendant la pleine lune, avec de la fleur de soufre que vous lui ferez prendre à jeun tous les matins. Au déclin de la lune vous lui ferez prendre pendant trois jours de suite, et toujours à jeun, une bouteille d'urine de vache dans laquelle vous ferez fondre une poignée de sel. La propriété de ce remède est de purifier la masse du sang, et de faire sortir le bouton du farcin. Lorsque le bouton sera sorti, vous le laverez avec de l'eau d'arsenic et du sel fondus ensemble, trois jours de suite, au bout desquels le bouton doit être guéri. Ce pansement se fait matin et soir sur les boutons et se continue jusqu'à parfaite guérison.

De la gale, des dartres, de la rippe, du gras-cou et autres maladies de la peau.

Je ne m'étendrai pas beaucoup sur ces différentes maladies qui se distinguent aisément, qui proviennent toutes de la même cause, et qui sont la suite d'une humeur âcre, brûlée et salée, qui s'attache à la peau.

La gale, comme les dartres, se distinguent en deux espèces, savoir : en gale vive et en gale ulcérée; la gale vive ne pousse au-dessus de la peau qu'une crasse ou farine qui fait tomber le poil; cette espèce est la plus difficile à guérir.

La gale ulcérée se manifeste au dehors par des croûtes, qui, étant emportées, laissent à découvert de petites plaies.

La gale, de l'une ou de l'autre espèce, embrasse de grandes parties du corps, quelquefoir la totalité; les dartres au contraire sont disséminées et bien moins considérables.

Le gras-cou est une espèce de gale qui s'attache au cou du cheval, lui fait tomber le crin et le poil, durcit la peau, occasionne des rides ou bourrelets.

Toutes ces espèces de maladies proviennent, ou d'une mauvaise nourriture, ou d'avoir fait souffrir le cheval de fatigue ou de faim, ou de l'avoir placé près d'autres chevaux galeux.

V

Remède contre la gale, les dartres ou démangeaisons, la rippe et autres maladies de la peau.

Vous commencerez par purger l'animal, en lui faisant manger à jeun, pendant quatre ou cinq jours de suite, de la fleur de soufre dans du son de froment, afin de bien faire sortir l'humeur, ensuite vous le saignerez au cou en choisissant un temps doux. Deux ou trois jours après la saignée, vous le graisserez avec la graisse dont je vous donne ci-après la composition :

Prenez une livre de soufre, une livre de sel bien réduit en poudre, une livre de brique rouge pilée en poudre, provenant de démolition, une bouteille d'huile de chanvre, une livre de saindoux de porc mâle, un quarteron de poudre à tirer, une bouteille d'urine d'un enfant de 12 à 13 ans, une demi-livre de beurre frais; mettez le tout dans un pot de terre, et faites-le infuser sur la cendre rouge au moins pendant deux heures, en prenant la précaution de le remuer de temps en temps avec une spatule de bois et de l'empêcher de bouillir.

Vous appliquerez cette graisse, un peu chaude, sur toutes les parties du cheval qui seront infectées de gale, de manière à ce qu'elle pénètre bien. Une fois graissé, vous le laisserez en cet état pendant huit jours, pour laisser au remède le temps de faire son effet. Après ce délai, vous ferez une forte lessive de cendre, vous y jetterez une livre de sel sur deux pots d'eau, et vous en laverez la partie graissée, en observant d'employer la lessive un peu chaude. Quand la guérison sera achevée, vous baignerez et purgerez par un temps doux.

VI

Remède pour le gras-cou.

Faites infuser, dans un pot de terre neuf, sur la cendre rouge, une pinte d'huile de chanvre, une livre de saindoux de porc mâle, une livre de beurre frais, une demi-livre de vitriol blanc en poudre, une bouteille d'urine d'un garçon de 12 à 13 ans. Vous couvrirez bien le pot, et avec une spatule de bois, quand le tout sera bien mélangé et converti en onguent, vous en graisserez l'animal une seule fois, en prenant toutefois la précaution de profiter d'un temps doux.

Huit jours après que vous l'aurez graissé, vous le laverez avec de la forte lessive, dont la composition vous a été prescrite dans le n° 5.

Des tranchées.

Les tranchées sont, à proprement parler, une inflammation du bas-ventre ou des intestins.

Les causes qui les produisent le plus ordinairement sont: 1° la boisson d'eau froide vive ou crue après que le cheval a eu chaud; 2° l'indigestion; 3° les crudités des premières voies; 4° le séjour des excréments dans les boyaux; 5° les vents renfermés dans le canal intestinal; 6° les vers contenus dans l'estomac ou dans les intestins; 7° les besoards ou pierres arrêtées dans les intestins. Toutes ces causes excitent l'inflammation, les unes en faisant crisper et resserrer les extrémités capillaires des vaisseaux qui vont se distribuer aux intestins, les autres en irritant leurs fibres nerveuses. Alors les vaisseaux s'engorgent; de là les tranchées.

On distingue sept espèces de tranchées, savoir ; 1° les tranchées d'indigestion ; 2° les tranchées venteuses ; 3° les tranchées des vers ; 4° les tranchées d'eau froide ; 5° les tranchées des besoards ; 6° les tranchées rouges ; 7° les tranchées hépatiques.

On reconnaît les tranchées d'indigestion : 1° lorsque le cheval éprouve de la difficulté à respirer, qu'il est appesanti et qu'il gémit en allongeant la tête ; 2° lorsqu'on sait qu'il a mangé beaucoup de grains, de foins ou autres aliments, et que les tranchées lui sont survenues quelque temps après avoir mangé ;

Les *tranchées venteuses*, lorsqu'il rend des vents et qu'il a le ventre enflé ;

Les *tranchées des vers*, par les vers qu'il rend avec la fiente. Dans cette espèce de tranchées, le cheval ne fait point de mouvement, il ne se tourmente point comme dans les tranchées ordinaires ; il est dégoûté, mange peu, dépérit de jour en jour, tient ses jambes de devant sous la mangeoire et celles de derrière fort reculées, et reste presque toujours dans la même attitude.

Le remède pour cette espèce de tranchées est aussi simple que sûr. Vous faites boire au cheval un demi-setier de lait dans lequel on a délayé trois onces de suie de cheminée.

Le remède fait périr tous les vers et le cheval en rend quelquefois un seau ;

Les *tranchées d'eau froide*, lorsqu'on s'aperçoit qu'il survient au cheval des tranchées après avoir bu une grande quantité d'eau froide, de fontaine ou de puits, surtout étant en sueur ;

Les *tranchées de besoards*, lorsque le cheval regarde souvent son ventre, et qu'il paraît soulagé quand il le pose à terre, cette espèce est incurable ;

Les *tranchées rouges*, lorsque le cheval se couche et se lève souvent, se tourmente, regarde son ventre, et qu'il éprouve de la douleur quand on lui touche le ventre ;

Les *tranchées hépatiques* sont très difficiles à reconnaître, en ce qu'elles sont occasionnées par une inflammation de vaisseaux tant artériels que veineux. Elles sont causées par les vers et les pierres, et sont extrêmement dangereuses et presque toujours mortelles.

VII

Remède pour les tranchées d'indigestion, tranchées venteuses, tranchées d'eau froide et tranchées rouges.

Faites tiédir du vin ou, à défaut de vin, de l'eau, environ une bouteille dans un plat de terre mis sur la cendre rouge. Vous ferez en même temps calciner, dans la poêle, une poignée de sel que vous réduirez ensuite en poudre ; vous le mêlerez avec le vin ou l'eau tiède, et ferez avaler ce breuvage au cheval.

Si le remède ne faisait pas promptement son effet et que le cheval fût attaqué de tranchées rouges, le remède infaillible pour les apaiser est de laver dans le remède que je viens d'indiquer, la partie d'une chemise d'une fille ou femme tâchée du sang de ses règles. Vous faites ensuite avaler ce breuvage un peu chaud, et il produit bientôt la guérison de l'animal malade.

Des avives.

La maladie des avives est située dans la partie supérieure et postérieure de la ganache, dans cet intervalle qui règne entre la tête et le cou, au-dessus de l'oreille ; elle est une inflammation des glandes parotides qui bouchent le gosier, empêche la respiration, et causeraient la mort du cheval s'il n'était promptement secouru. Aussitôt que cette inflammation a pris un certain degré d'accroissement, alors il éprouve une telle difficulté de respirer, qu'il se vautre, se couche et se lève souvent, s'agite et se débat, comme s'il était attaqué des tranchées.

Les avives ne surviennent ordinairement aux chevaux que par la négligence ou par l'indiscrétion de ceux qui les mènent. Elles proviennent ou d'un passage subit du chaud au froid, ou d'un excès de travail, ou de les faire boire après un violent exercice sans les avoir laissés se ressuyer, ou de leur avoir donné trop d'avoine, d'orge, de froment et de seigle. C'est à tort que la plupart des auteurs proscrivent la saignée des avives : les topiques que l'on peut appliquer ne peuvent offrir de secours assez prompt pour dissiper le gonflement des avives.

Je n'ai jamais suivi d'autre méthode, et jamais les chevaux n'ont éprouvé les accidents que l'on dit être la suite de cette saignée, je vous conseille donc de laisser là tous les raisonnements que l'on fait sur cette maladie, et qui ne peuvent se soutenir par l'effet de la pratique.

VIII

Remède pour les avives ou l'étranguillon.

Il vous suffira, pour guérir un cheval des avives, de les saisir d'une main et de les saigner de l'autre ; vous ferez cette opération sur chacune des glandes.

De la rétention d'urine.

Le cheval a une rétention d'urine, quand il se présente pour pisser, et qu'il ne rend que peu ou point d'urine. Cette maladie provient ordinairement d'une inflammation de la vessie, ou glandes qui en obstruent le cou, ou bien d'une paralysie de la vessie ; elle peut encore être causée par la présence d'une pierre qui, se portant vers le cou de la vessie, l'empêche de s'ouvrir et ferme le passage à l'urine.

Il ne faut pas confondre la rétention d'urine avec la suppression d'urine ; cette maladie a presque les mêmes symptômes que la rétention d'urine, mais elle est plus dangereuse par les causes qui l'enfantent. Lorsqu'un cheval cesse d'uriner, s'agite, se tourmente, plie les reins, les regarde et a une fièvre considérable, alors il a une suppression d'urine. Il faut, pour cette maladie, recourir aux gens de l'art, qui prescrivent la saignée, les lavements émolients et un régime exact.

Quant à la rétention d'urine, voici un excellent remède pour la faire cesser promptement.

IX

Remède pour la rétention d'urine.

Mettez dans une bouteille une chopine d'huile douce, une demi-chopine de vinaigre de vin et une poignée de sel bien grugé. Vous remuerez la bouteille jusqu'à ce que le sel soit fondu; puis vous ferez avaler le breuvage à l'animal malade, qui éprouvera bientôt après un soulagement considérable et sera guéri radicalement.

Du vertigo.

Le vertigo est une maladie dans laquelle le cheval est comme étourdi, porte la tête en avant, la tient quelquefois dans l'auge et l'appuie contre la muraille, de manière qu'il semble faire effort pour aller en avant. Ses yeux sont étincelants, il chancelle de tous ses membres, se laisse tomber comme une masse, tourne les yeux de tous côtés, ne boit ni ne mange. Il y a même lieu de croire que dans cette maladie le cheval a la vue trouble, puisqu'il donne de la tête de côté et d'autre et est toujours en danger de se la casser.

Le vertigo est une maladie très dangereuse et même incurable, lorsqu'elle n'est pas prise à temps.

Les causes ne sont pas faciles à reconnaître; mais il paraît constant qu'elle est causée par un engorgement du cerveau.

X

Remède pour le vertigo.

Aussitôt que le cheval paraît attaqué de cette maladie, il faut lui retrancher tous les aliments solides, le mettre à l'eau blanche, et l'attacher de manière qu'il ne puisse pas se blesser. Faites-lui ensuite une prompte et copieuse saignée, en lui coupant le bout de la queue, pour diriger le sang par les parties de derrière et par ce moyen en dégager la tête. Vous arrêterez ensuite le sang par les moyens usités que les cultivateurs connaissent.

De la fourbure ou fourboiture.

La fourbure est une maladie dans laquelle le cheval à de la peine à marcher : rarement il peut reculer; ses extrémités paraissent d'une seule pièce ; il semble n'être appuyé sur aucune jambe; on dirait que toutes les articulations sont soudées ensemble quand on le fait tourner. Cette maladie peut se diviser en deux classes : la première la fourbure simple, la seconde, la fourbure compliquée.

La fourbure simple peut se guérir par les moyens que je propose.

La fourbure compliquée est souvent incurable et exige toutes les connaissances de l'homme de l'art. Je vais vous mettre à portée de bien distinguer le genre de cette maladie, afin que vous ne vous trompiez pas sur l'application du remède qui guérira promptement la fourbure simple, et qui soulagera infiniment le cheval dans la fourbure compliquée, mais qui serait insuffisant pour la guérison de cette dernière.

La fourbure simple provient, ou d'un refroidissement subit après un exercice forcé, ou d'avoir mangé du blé en herbe.

Le cheval gagne souvent un refroidissement subit, lorsque, après un violent exercice, une course forcée et une grande sueur, on le rentre dans une écurie froide avant de l'avoir promené en main à petits pas, ou quand on le fait traverser en sueur une rivière jusqu'au ventre, ou quand on le mène à l'abreuvoir, après une course, avant de l'avoir laissé ressuyer.

On reconnaît que la fourbure est simple quand on sait la cause qui l'a produite, lorsque le cheval ne peut se mouvoir que difficilement, et que cet engourdissement n'est point accompagné de fièvre.

La fourbure compliquée est occasionnée par le trop long séjour du cheval dans l'écurie et pour avoir trop mangé d'avoine, ou parce qu'il était déjà boiteux. Dans cette espèce, les humeurs sont plus abondantes, parce que le cheval a moins perdu par la transpiration excitée par le travail; ces humeurs subtilisées en plus grandes parties pénètrent toute l'habitude du corps, puis se convertissent en eau âcre et piquante qui se jette sur les pieds. De l'acrimonie de cette eau dépend la plus ou moins grande malignité de cette maladie, qui tantôt dessoude les sabots autour de la couronne; tantôt cause des croissants dans le pied sous la sole, et tantôt épaissit tellement la muraille du pied, qu'au bout d'un an on pourrait y brocher des clous à bande sans risquer de blesser l'animal. La fièvre accompagne presque toujours la fourbure compliquée: très souvent aussi, le gras fondu se joint à elle; il est rare, dans ce dernier cas, que le cheval en réchappe.

Vous jugez donc, par le simple exposé des effets de la foulure compliquée, que cette maladie exige des soins et des connaissances que vous ne devez chercher que parmi les artistes les plus expérimentés. Aussi, le remède que je vous donne ne peut guérir que la fourbure simple. Cependant, vous ne devez pas hésiter à en faire usage pour la fourbure compliquée, attendu qu'il peut être administré avec un grand succès dans le principe de la maladie, pour le soulagement du cheval, sauf à recourir ensuite à l'artiste vétérinaire lorsque la fourbure tombe sur les pieds, ce dont on s'aperçoit facilement lorsque la couronne enfle.

XI

Remède pour un cheval fourbu ou fourbattu.

Aussitôt que vous apercevrez la fourbure, vous saignerez votre cheval au cou à plusieurs reprises, et à peu d'intervalle d'une saignée à une autre, et vous lui tirerez chaque fois la valeur d'une demi-livre de sang, vous recevrez le sang dans une terrine, vous le mêlerez avec une chopine d'eau-de-vie, et vous en frotterez bien les jambes jusqu'au dessus du genoux et du jarret.

Trois ou quatre heures après la dernière saignée, vous lui ferez avaler une bouteille de vin blanc tiède, dans laquelle on aura fait fondre une poignée de sel calciné, ensuite après six heures d'intervalle, vous lui ferez prendre le breuvage suivant :

Vous mêlerez dans une demi-bouteille une once de sel de nitre en poudre, deux ou trois gousses d'ail bien pilées, et deux ou trois cuillerées à bouche de jus d'oignons blancs ou de radis.

Indépendamment de cette médecine, il faut encore prendre la grosseur d'une noix de présure avec autant de cire que vous ferez fondre dedans, et vous appliquerez cet emplâtre sur le front du cheval fourbu qui sera bientôt parfaitement guéri.

Des eaux aux jambes.

On appelle eaux aux jambes l'écoulement d'une sérosité âcre qui suinte continuellement des jambes.

Les causes les plus ordinaires de cet accident sont les boues âcres, par ces boues, les issues de la transpiration sont irritées et obstruées, l'humeur séjourne, corrode la peau, y cause des gerçures et des crevasses, d'où il suinte une sérosité; le froid, la gelée et les neiges sont une seconde cause des eaux. Le froid resserre également les pores de la peau et l'humeur arrêtée produit des crevasses et les eaux; quelquefois aussi les eaux proviennent de l'épaisseur uo de l'âcreté qui existe dans la masse du sang.

Cet accident vient plus souvent aux pâturons que partout ailleurs, parce qu'il y a dans cette partie beaucoup de rides et de plis à la peau; si vous voulez l'éviter, vous devez entretenir avec soin les jambes de vos chevaux et surtout de ceux qui les ont couvertes de beaucoup de poils. Vous ne pouvez aussi trop veiller à la propreté de vos écuries.

XII

Remède pour les eaux aux jambes.

Jetez dans un pot de terre neuf une bouteille d'huile de chanvre et une livre de sel; faites infuser le tout pendant huit heures dans le fumier le plus chaud que vous aurez, dans lequel vous enfouirez le pot de terre bien fermé. Faites chauffer la drogue sur les cendres avant de vous en servir. Nettoyez bien les parties affligées en les frottant avec une brosse dure et graissez-les ensuite bien amplement. Vous veillerez à ce que votre cheval n'aille ni dans l'eau ni dans la boue pendant neuf jours; au bout de ce temps-là les eaux seront séchées.

Du mal de garrot.

On appelle mal de garrot toute tumeur ou ulcère qui se trouve sur la partie ainsi nommée. Ces tumeurs ou ulcères sont ordinairement causés, ou par la morsure de quelques chevaux, ou par la foulure et la meurtrissure d'une selle mal faite ou trop large des arçons, il est peu de blessures plus difficiles et plus longues à guérir; voici cependant un remède qui m'a étonné par ses prompts et excellents effets.

XIII

Remède pour les chevaux garrottés.

Vous appliquerez sur la tumeur ou sur la plaie de l'excrément de l'homme que vous renouvellerez pendant plusieurs jours de suite, jusqu'à ce que la plaie soit bien nettoyée, vous la panserez ensuite avec du vinaigre de vin et du sel bien grugé. S'il survient des excroissances de chair qui gênent la plaie, vous les ferez disparaître en les saupoudrant pendant quelques jours avec du vitriol blanc. Tant que la plaie fournit de la matière, il faut la nettoyer en y appliquant de l'excrément de l'homme, que l'on enlève successivement avec du vinaigre de vin et du sel grugé, mêlés ensemble; lorsqu'enfin la suppuration sera supprimée, et qu'il s'agira de faire reprendre les chairs, vous y parviendrez bientôt en pansant la plaie avec de la lie de vin mélangée de miel de l'année. Les chairs une fois reprises, vous sécherez promptement la plaie en la couvrant d'un emplâtre fait avec de la bouse ou fiente de vaches, des crasses ou poussière de cheminée bien réduites en poudre, et quelques gouttes d'huile douce, le tout bien mélangé et formant une espèce d'onguent.

Maladies des bêtes à cornes.

La richesse du laboureur dépend non-seulement de la conservation de ses chevaux, mais encore de son bétail;

car, indépendamment de sa propre valeur, les engrais qui en proviennent fertilisent ses terres et lui procurent d'abondantes moissons. Il doit donc saisir avec empressement tout ce qui peut lui en assurer la conservation, et se dépouiller de tout préjugé, fruit de son ignorance naturelle, pour suivre exactement et avec docilité les conseils qu'on ne lui donne que parce qu'ils sont les résultats d'une longue expérience.

Dans le cours de mes voyages, j'ai été plusieurs fois témoin des ravages affreux que faisaient dans les campagnes certaines maladies contagieuses, parmi les bêtes à cornes. J'ai vu de riches fermiers perdre en peu de temps des troupeaux considérables, faute de connaître les moyens de prévenir la contagion des maladies et les remèdes propres à guérir les bestiaux attaqués.

Des maladies contagieuses qui font tant de ravages, il en est de quatre espèces que j'ai particulièrement étudiées, et que j'ai fréquemment guéries par les moyens que je vous donne ci-après : mais avant tout, il faut vous indiquer les signes ou symptômes de chacune d'elles afin que vous ne preniez pas le change sur les remèdes qui sont propres à chacune.

Des barbillons, barbe ou sur-langue, ou chancre volant qui surviennent aux bêtes à cornes.

Cette maladie, commune aux chevaux et aux bêtes à cornes, se manifeste par l'enflûre des paupières et par des boules ou espèces de chancres ou des boutons qui viennent sous la langue, qui la coupent en la corrodant, empêchent les animaux de manger et leur causeraient inévitablement la mort si l'on n'y remédiait sur-le-champ.

Aussitôt que vous aurez reconnu cette maladie, vous pourrez en arrêter le venin et la guérir promptement en faisant le remède ci-après indiqué.

XIV

Remède pour les barbillons, barbe ou sur-langue, ou chancre-volant qui surviennent aux bêtes à cornes.

Prenez une petite pièce de monnaie de dix sous, faites-y des dents tout autour avec une petite lime ; puis faites-en usage pour ratisser de suite la langue à la place du mal, jusqu'au sang. Ensuite vous bassinerez, à plusieurs reprises, l'endroit ratissé, jusqu'à parfaite guérison, avec du vinaigre de vin dans lequel vous mêlerez du sel, du poivre et de l'ail bien pilés. Ce remède m'a toujours réussi. S'il renaissait d'autres boules ou vessies, vous répéteriez l'opération avec le même succès jusqu'à parfaite guérison.

Du charbon.

Dans les différentes observations faites sur la maladie dite le *charbon*, on a généralement remarqué qu'elle se manifestait extérieurement par des tumeurs de la grosseur d'une noix; souvent il n'en paraît qu'une qui prend au flanc et s'augmente insensiblement en se communiquant par des fusées jusqu'aux bourses, qui grossissent prodigieusement. Cette tumeur est dure et noire, et ne contient point de pus. Les vaisseaux voisins de cette tumeur enflent, s'engorgent, et deviennent durs et étendus comme des cordes ; quand ces tumeurs paraissent au poitrail et aux lieux les plus voisins de la tête, à peine a-t-on le temps de secourir l'animal.

Quelquefois la peau se sillonne et se fend en divers endroits, particulièrement aux pieds.

En ouvrant le corps des animaux morts de cette maladie, on a trouvé souvent une inflammation aux intestins, avec disposition à la gangrène; le fondement ulcéré et parsemé de boutons de couleur violette et livide; le poumon affecté et couvert de petites vessies remplies d'une sérosité rosâtre, le foie durci par des squirres, et la vésicule du fiel remplie d'une bile brûlée, semblable à du marc de café, le sang, dans les vaches mêlé de lait, qui, étant supprimé et détourné de ses voies ordinaires, avait été obligé de refluer et de se dégorger dans les conduits et réservoirs du sang. On a remarqué aussi des pustules ou boutons entre cuir et chair, qu'on peut comparer à une vérole avortée.

XV

Remède pour le charbon.

Aussitôt qu'une tumeur paraît, il faut ventouser en avant du mal, et continuer la même opération en avant des autres tumeurs, s'il en paraît. Vous ouvrirez ensuite chaque tumeur avec un rasoir, et vous laverez bien la plaie jusqu'au vif avec du vinaigre de vin mêlé de sel, d'ail pilé et de poivre.

Vous continuerez vos soins jusqu'à l'extinction du venin.

Beaucoup de gens font usage de la saignée pour cette maladie. Quant à moi, je la défends expressément, parce que je me suis assuré qu'elle ne servait qu'à faire circuler plus promptement le venin dans le sang et à aggraver le mal.

Du flux de sang, ou de la maladie appelée vulgairement le sang rouge ou le sang blanc.

Le flux de sang se manifeste quand les animaux ne peuvent fienter qu'avec peine. Ils rendent par intervalles des matières glaireuses qui ne tardent pas à dégénérer en flux de sang très douloureux.

XVI

Remède pour le flux du sang.

Prenez une bouteille de lait sortant du pis de la vache, avant d'être coulé; joignez-y un quarteron de miel et une demi-poignée de sel, et la valeur d'une petite noix de crasse de cheminée réduite en poudre; mêlez bien le tout ensemble,faites-le chauffer et avaler tiède, immédiatement après vous donnerez air par le fondement. Si cela ne suffit pas, au bout de quelques heures, vous donnerez un lavement de petit lait bouilli avec une poignée de putrelle, herbe toujours verte et qui croît communément dans les jardins. Quand le petit lait aura bouilli, vous le passerez et réduirez la quantité à une bouteille de lavement, vous y ajouterez une pincée de sel bien grugé, trois onces de miel et un petit gobelet d'huile douce, vous aurez soin que le tout soit bien mêlé, et faisant ce remède, vous aurez la satisfaction de voir l'animal malade se guérir promptement.

De l'araignée ou éraignie.

Cette maladie survient aux bestiaux pour avoir avalé soit une araignée, soit un autre insecte venimeux qui cause des ravages considérables, et encore pour avoir mangé de l'herbe pleine de rosée. On la distingue ordinairement par une enflûre générale qui survient promptement, et qui est précédée d'une pesanteur de tête, d'une faiblesse qui les empêchent de se tenir sur leurs pieds, et d'un tremblement universel, il leur sort par les yeux, les naseaux et la bouche, une sérosité visqueuse et corrosive, accompagnée d'une toux violente.

XVII

Remède.

Faites prendre à un bœuf ou une vache une bouteille de vin blanc chaud avec un quarteron de sucre et une pincée de sel, en deux fois et à une heure d'intervalle : une heure après, vous prendrez une bouteille de lait sortant du pis de la vache, sans être coulé, avec un quarteron de miel fondu dedans, que vous ferez prendre aussi en deux fois à une heure d'intervalle. Ensuite vous ferez bien baver matin et soir par fumigation faite avec de vieilles savates ou des herbes aromatiques. Vous ventouserez, s'il est nécessaire, et vous laverez la plaie avec du vinaigre de vin, du sel, du poivre et de l'ail bien pilés.

Il est encore d'autres maladies contagieuses qui font mourir une grande quantité de bestiaux ; je ne suis pas à même de les désigner d'une manière précise, parce qu'il en est certaines contre lesquelles on n'a pu jusqu'ici trouver de bons spécifiques, mais je ne finirai pas sans vous indiquer les moyens les plus propres à préserver vos bestiaux de la contagion ; je vous conseille de les suivre parce qu'ils sont très praticables, peu dispendieux et très bons.

Dans le temps de la contagion, dès que vous saurez qu'il existe dans votre endroit des bêtes malades, vous visiterez les vôtres une ou deux fois par jour. Vous metterez dans une écurie à part et la plus éloignée des autres les bêtes qui vous paraîtront malades, pour les soigner ensuite conformément aux instructions que je vous ai données. Vous ferez en sorte qu'il n'y ait aucune communication entre les bestiaux malades et les bestiaux bien portants; vous ne laisserez pas même le fumier des bêtes malades dans les cours ou devant les bâtiments ; vous aurez soin de le transporter au fur et à mesure sur vos terres les plus éloignées du village et des prairies et vous n'en ferez qu'un seul et même tas. Enfin vous veillerez avec grand soin à ce que vos bestiaux soient toujours éloignés des bêtes malades et n'aillent pas paître dans les lieux qui auraient déjà été parcourus par des bêtes infectées. Chaque fois que vous connaîtrez une bête malade, vous ferez bien nettoyer l'auge et le râtelier, et laver avec du vinaigre ou du vin qu'on aura fait bouillir l'espace d'une heure avec du bois de genièvre, de la rue, du thym ou autres herbes aromatiques. Vous tiendrez vos étables bien nettes et chaque jour, quand vos bestiaux seront aux champs, vous ferez brûler dans deux ou trois coins de l'écurie soit du bois de genièvre, soit du soufre ou autres herbes aromatiques, ou à leur défaut, vous ferez des fumigations avec de vieux souliers ou de vieux linge; vous aurez soin, pendant ces fumigations, de tenir les portes et jours de l'écurie bien fermés et de les ouvrir une demi-heure avant la rentrée des bestiaux afin que l'odeur ne les effarouche pas ou ne les entête pas. Vous veillerez pareillement à ce que celui qui se chargera de panser les bêtes malades n'approche pas des bêtes saines avant de s'être lavé et changé; il serait même prudent qu'il se couvrît d'un sarreau ou chemise de toile quand il entre dans l'écurie, et eût soin de le quitter chaque fois qu'il en sort.

Dans les sécheresses ou les chaleurs, il faut avoir soin d'abreuver les bestiaux et éviter de les faire boire dans les eaux croupissantes, dans celles où l'on a mis les chanvres rouir, et dans les eaux marécageuses, comme aussi de ne les faire paître ni dans les prairies marécageuses, ni pendant la nuit; de ne les pas faire sortir trop matin de l'étable, mais seulement après que le soleil sera levé et aura purifié l'air par la chaleur de ses rayons; enfin de les tenir enfermés pendant les jours de brouillards ou de pluie. Il sera aussi bon de frotter de temps en temps la langue des bêtes saines avec du sel, du vinaigre et de l'ail, et de les laver quelquefois avec une éponge ou un gros linge trempé dans l'eau, du vin ou du vinaigre bouilli avec des herbes aromatiques, de ne pas les laisser sortir qu'elles ne soient bien ressuyées, de les étriller bien exactement ou de les bouchonner tous les jours avec de la paille et de les entretenir propres.

La nourriture n'est également pas à négliger; il ne faut leur donner que de bon foin et de bonne paille. Un excellent préservatif qu'il me reste à vous indiquer, c'est de suspendre dans chaque écurie un sac de sel dans lequel on en laissera une douzaine de livres. Les bêtes en rentrant et en sortant vont lécher ce sac et n'en prennent qu'autant qu'il leur en faut : on a garanti des troupeaux considérables, au milieu de la contagion, par la seule vertu du sel.

TRAITÉ SUR LES BÊTES A LAINE

Du bélier, du mouton et de la brebis.

Le bélier et la brebis sont le mâle et la femelle, le mouton est le mâle châtré.

La laine, la chair, la graisse, le lait, avec la fécondité, eaux et fumiers qu'il donnent font une si grande richesse, qu'une ferme sans troupeau est un corps sans âme.

La brebis, faisant un agneau tous les ans, double le troupeau. Tous fournissent leur toison aussi chaque année.

Dans les bons pâturages, on trait les brebis deux fois par jour, lorsque les agneaux sont sevrés. On emploie leur lait comme celui de la vache, et on en fait des fromages. La chair d'agneau et de mouton est estimée partout ; la graisse en est très utile, et donne un suif plus blanc et plus ferme que celui du bœuf, avec lequel l'on le mèle pour faire des chandelles. On porte leurs peaux aux tanneurs, corroyeurs et mégissiers.

Le fumier des bêtes à laine est le meilleur de tous : c'est pour cela qu'on les fait parquer dans les champs.

Choix, nourriture et engrais de bêtes à laine.

Le profit qu'on tire d'un troupeau dépend principalement de la qualité des brebis ; c'est pourquoi il faut s'y connaître, soit qu'on les achète, soit qu'on les choisisse dans son troupeau, pour ne conserver que les meilleures.

Une bonne brebis doit avoir le corps grand, les yeux de même, fort éveillés et non troubles ; la queue, les jambes et les tettines longues ; le ventre grand et large, la démarche libre et alerte ; les jambes bas jointées, la tête, le cou, le dos et le ventre bien garnis de laine : si la brebis est d'un bon tempérament, cette laine doit être longue, soyeuse, déliée, luisante et blanche. Les noires ne sont pas si estimées, et les grises ou celles qui sont tachetées de différentes couleurs le sont encore moins ; mais c'est principalement aux bonnes races qu'il faut s'attacher. Celles qu'on appelle flandrines, qui ont été amenées des Indes en Flandre, donnent au moins deux agneaux par an, portent deux fois plus de laine et plus fine que nos brebis communes.

La race flandrine réussit partout, on peut en tirer de

Provence, du côté de Bayonne et d'autres endroits de France.

Les béliers flandrins avec nos brebis communes rapportent un profit bien plus considérable. On les choisit à deux ans pour les garder à profit. On connaît l'âge des brebis par les dents qui sont toutes égales jusqu'à trois ans, ensuite elles deviennent inégales.

Il faut au troupeau un bélier de grand corsage : les béliers à cornes sont les meilleurs, un seul suffit à cinquante brebis. On ne doit point le faire saillir les brebis avant trois ans, il peut servir à cet usage jusqu'à huit ans. On connaît l'âge du bélier à ses dents, et encore à ses cornes, qui forment un nouvel anneau chaque année.

Les brebis sont fécondes depuis deux ans jusqu'à sept ; elles portent pendant cinq mois : si l'on veut avoir des agneaux pendant l'hiver, il faut les faire saillir au mois d'août. Mais si l'on veut élever les agneaux, ce qui est toujours plus avantageux, on ne donne le bélier aux brebis qu'au mois d'octobre ou de novembre, afin que les agneaux naissent dans la belle saison et profitent davantage.

Vers la mi-avril, si le temps est doux, on peut mener les agneaux séparément des brebis, vers onze heures ou midi, au milieu des blés ; ils en mangent la pointe des fannes, et n'y font aucun mal.

Le temps de mener paître les troupeaux en automne et en hiver, c'est lorsque le soleil a dissipé la gelée ou la rosée, qui leur sont très nuisibles, et leur donnent des flux et des catarrhes qui les suffoquent ; en été on les mène dès le matin, aussitôt que la rosée est passée, et on les ramène vers les dix à onze heures, en les conduisant vers quelque ruisseau.

On les relâche vers les trois heures, jusqu'aux approches

de la nuit; on les ramène encore sur le bord de quelque ruisseau.

Le berger doit leur donner un peu de sel deux heures avant de les mener aux champs, et ne les laisser boire qu'après deux heures de pâturage; autrement le sel pourrait les rendre malades.

Pour rendre le bélier vigoureux et chaud au temps du travail, on lui donne tous les jours une demi-livre de pain d'avoine et de graines de chanvre.

Quelques jours avant l'accouplement on fait boire de l'eau salée au bélier et à la brebis; mais on la retranche à celle-ci dès qu'elle est pleine : ce breuvage la ferait avorter.

L'agneau vient quelquefois de travers, ou les pieds devant; alors il faut aider la brebis qui, sans un peu de secours, périrait avec son agneau. Avant de présenter l'agneau à la mère, il faut tirer et jeter le premier lait de la brebis, qui serait pernicieux à l'agneau. On enferme la brebis deux jours avec son agneau afin qu'il apprenne à la connaître. On les tient chaudement, on leur donne de bonne litière.

Toutes les brebis qui auront agnelé doivent être enfermées et nourries avec de bon foin et du son mêlé avec un peu de sel, et on leur fait boire de l'eau tiède blanchie avec un peu de farine de millet ou de froment.

Le regain, qui est le second foin, leur est bon : on les nourrit aussi de cosses de pois et de vesces; l'orge leur est salutaire : au bout de quatre jours on conduit la mère aux champs.

On peut donner aux agneaux de l'avoine, de la vesce moulue, du sainfoin, de l'herbe, des feuilles de saules ou de peupliers, ou de la farine d'orge, tous ces aliments leur étant très bons; on ne les châtre qu'à six mois et dans un temps où il ne fait ni trop chaud ni trop froid.

Pour engraisser les moutons.

Menez-les paître dans les champs nouvellement moissonnés; faites-les boire, en les y provoquant par un peu de sel; tenez-les à l'ombre pendant le chaud : en hiver, mettez-les dans une étable à part. A la fin de septembre, nourrissez-les de bon foin et abreuvez-les d'eau un peu salée et même donnez-leur de l'avoine et des pelotes. Dès que ces animaux sont parvenus au degré où ils peuvent engraisser, il faut s'en défaire; on risquerait de les perdre si on les gardait l'hiver suivant.

La bergerie doit être curée au moins deux fois l'année, en mars et août : il serait même avantageux de le faire plus souvent, les moutons y seraient plus sainement, parce qu'ils ressentiraient moins d'humidité, et leur laine en serait plus belle et meilleure.

Maladies des bêtes à laine et leurs remèdes en général.

Si une brebis a l'œil rouge, elle est brûlée; si l'œil est trop blanc, elle est pourrie. Ce qu'on dit des brebis peut également s'appliquer aux moutons.

Outre les remèdes préservatifs généraux que l'on a donnés ci-devant, et qui peuvent servir pour toute sorte d'animaux, en voici un autre qui est également excellent, tant pour les bêtes à laine, que pour toute sorte d'animaux.

Prenez une once de foie d'antimoine cru, enveloppez-le dans un linge, et le mettez tremper dans une pinte de vin blanc, mêlez-y huit drachmes de séné; on peut y ajouter de la muscade, du sucre et autres épiceries chaudes; car les maladies des animaux paissants viennent presque toutes du froid et de l'humidité.

Laissez infuser toutes ces drogues vingt-quatre heures, et faites-les bouillir : donnez-en un demi-setier à chaque brebis.

Si c'est pour les chevaux, bœufs ou vaches, on leur en donne une pinte et aux autres animaux proportionnellement à leurs corps et forces, et on les tient en lieu chaud; ils se purgent par le haut et par le bas. Si les brebis ont la gale ou la rogne, tout sortira au dehors.

Maladies des bêtes à laine et leurs remèdes en particulier.

Remarquez que les maladies des bêtes à laine, de même que celles des chèvres et cochons, ne sont pas en aussi grand nombre que les maladies des bœufs et vaches; c'est pourquoi, sans s'embarrasser de l'ordre alphabétique, on les placera comme on les trouve dans les originaux.

Rogne ou gale.

Les pluies froides qui les morfondent, un trop grand chaud qui les frappe lorsqu'elles sont tondues et qui les met en sueur; les mouches qui les tourmentent trop, les ronces qui les égratignent après la tonte, occasionnent cette maladie.

La gale saisit souvent les brebis ou moutons par le menton, et leur cause une extrême langueur et un grand dégoût.

Remède. — Cette maladie se guérit quelquefois aisément, en frottant le museau de la brebis avec un onguent fait d'huile de chènevis, d'alun, de glace, et de soufre vif, ou du vin dans laquel on aura lavé de l'antimoine cru.

Autre. — Quelquefois la gale attaque le corps de l'animal : dans ce cas ; prenez du camphre bouilli avec de l'huile d'olive, frottez-en le mal deux ou trois fois et lavez la brebis d'abord avec de l'eau de lessive, ensuite avec de l'eau commune, ou bien servez-vous du remède en général indiqué ci-dessus. Si c'est en hiver, il faut tenir l'animal chaud.

Fièvre.

On la connaît quand la brebis cherche souvent le frais, qu'elle ne broute que la pointe des herbes et nonchalamment, marche avec peine, se laisse tomber en paissant, se retire seule et fort tard des pâturages.

Remède. — Pour éteindre l'ardeur intérieure qui les consume, on les saigne entre les deux cornes du pied au bout du talon ; on ne leur donne point à boire pendant deux jours, et ensuite peu pendant la fièvre : la pluie leur est mortelle. On emploie les mêmes remèdes qu'on a enseignés pour les bœufs, en proportionnant la dose des drogues qui y entrent.

Autre. — Le remède spécifique des anciens contre la fièvre et plusieurs autres maladies, est de faire bouillir l'estomac d'un bélier dans de l'eau et du vin, et d'en faire prendre le brouet à la brebis.

Poux.

Remède. — On se sert du même onguent que pour la rogne, et de l'eau de lessive, après quoi on les lave dans de l'eau nette.

Autre. — Prenez de la racine d'érable, faites-la bouillir dans de l'eau, et frottez-en la brebis.

Clavelée ou Claveau.

C'est une maladie fort dangereuse, qu'on connaît par une quantité de clous qui font mourir les brebis.

Ce mal se communique : on sépare celles qui en sont attaquées.

Remède. — On les guérit en frottant le corps de l'animal avec de la poix-résine seule ou avec un onguent composé d'alun, de soufre et de vinaigre mêlés ensemble. Cette maladie est commune.

Toux.

Remède. — On fait avaler aux brebis attaquées de la toux de l'huile d'amandes douces mêlée dans du vin blanc un peu tiède; puis on leur donne à manger du pas d'âne.

Autre. — Un peu de mithridate dans une cuillerée d'eau-de-vie, c'est encore bon contre la toux et la morfondure.

Ventre enflé.

L'enflure vient, ou d'avoir mangé des herbes contraires et pernicieuses à leur santé, ou de celles que les bêtes venimeuses auraient infectées.

Remède. — Faites-leur avaler une bonne verrée d'urine d'homme, ou gros comme un pois d'orviétan ou de thériaque délayée dans de l'eau. Si ce mal est négligé et que le poison gagne le cœur, il n'y a plus de remède.

Difficulté de respirer.

Elle ne vient que d'une trop grande abondance de sang, ou de quelque obstruction dans les conduits de la respiration.

Remède. — On leur fend les naseaux, ou on leur coupe le bout de l'oreille.

Morve.

C'est la maladie la plus dangereuse de toutes pour les bêtes à laine; un écoulement d'humeurs visqueuses, blanches ou rousses, sortant des naseaux, en est le signe : les poumons viciés en sont la cause. Il faut séparer la brebis morveuse des autres, qui la lécheraient et mourraient toutes.

Remède. — On lui fait avaler une cuillerée d'eau-de-vie avec du mithridate.

Autre. — On met dans une cuiller de fer gros comme une noix de soufre; on le jette ensuite tout bouillant dans un demi-setier d'eau, on l'en retire, on le fait fondre une seconde fois, et on le jette encore dans la même eau qu'on fait ensuite boire à la brebis morveuse.

Autre. — On pile de l'ail et de la sauge franche qu'on met dans de fort vinaigre, qu'on lui fait avaler; et si dans trois ou quatre jours la brebis ne guérit point, il faut la tuer.

Avortin.

Vertige, étourdissement, et, en quelque endroit, sang, folie et tourent.

C'est une maladie dangereuse et fort difficile à guérir. Le soleil de mars et les trop grandes chaleurs la causent aux brebis, surtout pendant la canicule. Dès qu'elles en sont frappées, elles ne font que tourner et sauter sans aucun sujet, et sans se soucier de manger; elles bronchent à tous moments, et si pendant l'accès on leur touche le front ou les pieds, on y sent une chaleur excessive.

Remède. — On les saigne à la tempe en petite quantité, ou bien à la veine qui est sous le nez, le plus haut que l'on peut; d'abord la bête s'évanouit, ce qui est ordinairement une bonne marque, et quelquefois aussi elle n'en relève point, car dans cet étourdissement la brebis guérit ou meurt : mais on n'a rien à se reprocher, quand on y a apporté tous ses soins.

Autre. — Au lieu de les saigner, qui est un remède extrême, essayez celui-ci.

Prenez des bettes sauvages, exprimez-en le suc, mettez-en dans le nez de la brebis, obligez-la même à manger de cette herbe; ou bien coulez-lui dans l'oreille du jus d'orvalle ou toute-bonne.

Brebis boiteuses.

Tous les jours il arrive que les brebis boitent, et cela leur vient ou de lassitude ou des ongles amollis en demeurant trop longtemps dans leur fiente. Si ce mal vient de lassitude, on ne les mène point aux champs avec les autres; s'il leur vient d'avoir les ongles amollis, coupez-en l'extrémité, mettez dessus de la chaux vive enveloppée d'un linge, et le laissez un jour seulement : ensuite mettez-y du vert-de-gris et ainsi alternativement jusqu'à ce que les ongles soient guéris.

Autre. — On fait bouillir et réduire en onguent plein une cuiller de fer de vieille huile de noix ou d'olive, et gros comme le pouce d'alun pulvérisé ; on en frotte l'ongle, après en avoir coupé tout ce qui est gâté. Il s'endurcit bientôt.

Abcès.

Ils sont aisés à remarquer par la tumeur ou bosse qui pousse en dehors ; en quelque endroit du corps qu'ils paraissent, il faut toujours les ouvrir pour en faire sortir toute la corruption, et distiller dans la plaie de la poix fondue avec du sel brûlé et mis en poudre; puis donner à la brebis de la teriac délayée dans de l'eau. Elle poussera toute l'humeur maligne au dehors, et purgera la brebis.

Peste.

C'est une maladie où il n'y a point ou peu de remède; mais qu'on peut prévenir et empêcher à l'égard des brebis qui y sont sujettes.

Ce malheur arrive en été et en hiver. Pour les garantir, on a soin, au commencement du printemps et de l'automne, de leur faire boire, pendant quinze jours, tous les matins, avant d'aller aux champs, un breuvage fait d'eau dans laquelle on a trempé de la sauge et du marube.

Vous pouvez aussi vous servir du remède contre la peste qui a été enseigné ci-devant dans les maladies pestilentielles des bœufs, etc.

Pour en préserver les bêtes franches, on prend encore de l'encens de genièvre, ou des herbes odoriférantes; on en parfume l'étable et les mangeoires et on leur donne, dans leur nourriture ordinaire, du mélilot commun, du pouliot sauvage, de l'orignan, de la marjolaine, etc.

Lorsque les brebis sont attaquées de cette contagion, il faut d'abord les mettre à part, tenter si les remèdes réussiront; on continue toujours de leur donner le breuvage dont il est fait mention au commencement de cet article; on y joindra du vin et de l'eau, dans lesquels on mettra dissoudre du soufre et du sel, trois fois autant de sauge marube, et on leur fera avaler cette médecine tous les trois jours : on peut encore leur donner un peu d'orviétan ou de teriac délayée dans du vin.

Jambe rompue.

Remède. — On la remet droite; on la frotte d'huile et de vin mêlés ensemble, on l'enveloppe d'un petit morceau de drap, autour duquel on met et lie de petites éclisses et on donne quelques jours de repos dans la bergerie.

Furie du bélier qui dogue.

Remède. — On perce avec une tarière les cornes du bélier, près des oreilles, à l'endroit où elles se courbent, ou bien on lui attache, vers le front, une petite pièce de bois dans laquelle on met quelques pointes; cela le corrige.

Sangsue avalée.

Remède. — Si la brebis a avalé une sangsue, mettez-lui dans la bouche de l'huile et de fort vinaigre chauds.

Agneaux.

Ils ont peu de maladies; mais on les reconnaît quand ils sont dégoûtés, ne tettent point et ont le front chaud.

Remède. — Dès qu'on s'aperçoit qu'ils sont atteints de quelque infirmité, il faut d'abord les ôter d'auprès de leur mère. Les signes qu'ils donnent des maladies sont les mêmes que chez les brebis; il n'y a de la différence que dans les remèdes : ainsi, lorsque les agneaux ont la fièvre, on prend du lait de leur mère, avec autant d'eau de pluie, qu'on leur fait boire.

Quand les agneaux mangent de l'herbe encore mouillée de rosée, la grattelle leur vient au menton; pour les guérir, on prend de l'hysope avec du sel broyés ensemble, et l'on en frotte le palais, la langue et tout le museau; ensuite, on lave la grattelle avec du vinaigre, et on la frotte avec de la poix-résine fondue dans du saindoux. Quelques-uns prennent du vert-de-gris et deux fois autant de vieux oint, qu'ils incorporent à froid, et en frottent la grattelle. D'autres mêlent dans de l'eau des feuilles de cyprès, qu'ils laissent macérer, et ensuite ils en lavent le mal.

Pour les autres maladies des agneaux, on emploie les mêmes remèdes qui viennent d'être enseignés pour les brebis.

TRAITÉ SUR LES COCHONS

Choix, nourriture et engrais de cochons.

Le cochon est un animal fort sale, fort gourmand, et qui fait des dégâts partout où il passe; mais c'est le plus fécond de tous les bestiaux et celui dont on tire le plus d'utilité pour les aliments. Il vient dans tous les pays; il mange de tout, n'est presque jamais rassasié et vole toujours la mangeaille des autres.

On appelle verrat un cochon qui n'est point châtré; la truie est sa femelle. On doit choisir le verrat plus carré que long, court et ramassé, ayant la tête grosse, le groin court et camus, les oreilles grandes et pendantes, les yeux petits et ardents, le cou grand et gros, etc.

Un bon verrat suffit à dix truies; on ne le fait souer que quand il a un an, et quand il en a quatre ou cinq, il n'est plus bon à cet usage. Une bonne truie a le corsage long et le ventre ample et large; elle est féconde depuis un an jusqu'à six ou sept, et cochonne deux fois l'année; elle porte quatre mois et fait dans le cinquième ses petits, qui sont toujours en fort grand nombre, de dix ou douze au moins : on a vu, en France, des truies qui avaient trente-sept petits d'une seule portée.

Une basse-cour bien montée doit être fournie de deux à trois porcs, car il est nécessaire de mettre le verrat dans un endroit séparé des truies pour qu'il ne les fatigue pas trop, ou ne s'épuise lui-même, ou ne mange ses petits.

Les toits ou lieux où l'on met les porcs doivent être pavés, afin que les cochons ne fouissent la terre de leur étable et que l'ordure et les mauvais airs n'y restent point, et pour qu'ils n'en dégradent point les murs, on doit les garnir de bonnes planches.

Les cochons, quoique sales et ne cherchant que l'ordure et la fange pour s'y vautrer, demandent à être tenus dans leurs étables avec beaucoup de propreté; cela les engraisse presque autant que la nourriture. Plus ils sont entretenus nettement, plus ils deviennent gras et forts.

On les mène paître depuis le commencement d'octobre, deux fois par jour, le matin après que la rosée est dissipée jusqu'à dix heures, et depuis deux heures après midi jusqu'au soir. Depuis le mois d'octobre jusqu'à celui de mars, on les laisse paître pendant tout le jour, quand il fait beau.

En quelque temps que ce soit, surtout pendant les chaleurs, il ne faut jamais leur laisser souffrir la soif; elle leur cause une petite toux sèche qui les maigrit tout d'un coup et leur donne la fièvre. Rien ne les désaltère mieux que le petit lait, et n'arrête mieux les mauvaises suites que pourrait avoir une soif trop ardente.

Quoique les cochons trouvent à vivre à la campagne, on n'est pas dispensé pour cela de leur donner de la nourriture à la maison avant de les mener aux champs et lorsqu'ils en reviennent, surtout l'hiver; cela les empêche de s'écarter, et les fait revenir tous ensemble à la maison. On sait que ces animaux ne sont point délicats : lavures d'écuelles, égouttures de fromages, fruits, légumes, tout leur convient.

Lorsqu'on veut engraisser un cochon de manière qu'il fournisse beaucoup de chair et de bon lard, on le choisit de l'âge d'un an et de grand corsage. Pour le disposer à bien prendre graisse, il ne faut pas lui donner tout d'un coup la nourriture bien forte; on commence par lui donner, pendant huit jours, des choux bouillis avec de l'eau, du petit lait et des relavures, qu'on laisse refroidir jusqu'à ce qu'on y puisse endurer la main.

On le tient enfermé pendant cinq ou six semaines, et pendant ce temps on le nourrit d'orge, d'avoine, etc., ayant soin qu'il y ait toujours près de lui de bonnes eaux mêlées de son. Vingt-quatre boisseaux sont la quantité nécessaire pour engraisser un porc; on partage cette orge de façon que, pendant le temps de l'engrais, il en ait chaque jour une mesure égale.

Il est bien d'autres manières moins coûteuses d'engraisser les porcs : la plus aisée, la plus ordinaire, celle qui engraisse un plus grand nombre en même temps, et sans beaucoup de soins et de dépenses, c'est de les mettre à la glandée dans les forêts; ils s'y gorgent, pendant le jour, de glands, de châtaignes, fènes et fruits sauvages. Le soir, au retour de la forêt, on leur donne de l'eau tiède mêlée d'un peu de son ou de farine d'ivraie; cette boisson les endort tout soûls et les fait engraisser bien vite, de sorte que, sans autres soins, les cochons, avant d'avoir un an, ont pris en moins de cinq ou six semaines une très belle croissance et beaucoup de graisse. Quelquefois on les met deux ans de suite à la glandée, et c'est ce qui nous donne ces cochons si gros et si gras ; car on prétend que ces animaux croissent tant qu'ils vivent, ainsi que les bœufs.

Maladies des cochons et leur remède en général

Outre les préservatifs qui sont communs à tous les animaux, comme il est ci-devant marqué, et qu'on ne peut trop avertir d'employer au besoin, on peut encore faire infuser dans de l'eau, pendant quinze ou vingt heures, de la graine ou des racines de concombres sauvages bien pilées, et d'en faire boire tiède aux cochons de temps en temps : cela les préserve des maladies contagieuses.

Autre. — Si la peste règne, on en préserve ceux qui n'en sont pas attaqués en faisant infuser, pendant un jour, dans de l'eau claire, des racines d'aphrodille, qu'on leur donne à boire de temps en temps.

Maladies des cochons et leurs remèdes en particulier

On connaît qu'un porc est malade quand il penche l'oreille, et qu'il est plus paresseux et plus pesant que de coutume, ou qu'il est dégoûté : quelquefois aussi, quoique malade, il ne donne aucun de ces signes. Quand on le voit diminuer peu à peu, il faut lui arracher, à contre-poil, une poignée de soie sur le dos ; si la racine en paraît nette et blanche, c'est bon signe ; mais si l'on y voit quelques marques sanglantes ou noirâtres, le cochon est malade.

Lèpre ou Ladrerie.

Le cochon y est sujet à cause de sa gourmandise et de sa saloperie. Quand cette maladie commence, elle rend le porc pesant et endormi : ensuite, sa langue, qu'on lui fait tirer avec un bâton, son palais et sa gorge se chargent de petites pustules noirâtres; les taches gagnent la tête, le cou et tout le corps; le cochon se porte à peine sur ses pieds de derrière, et la racine de sa soie est toute sanglante : c'est à ces signes que les langayeurs de porcs, qui les visitent, particulièrement dans les marchés, reconnaissent qu'ils sont ladres. Cette maladie est difficile à guérir; tout ce qu'on peut faire, c'est de mettre le cochon ladre dans un toit à part, le nettoyer tous les matins soigneusement et lui donner toujours une bonne et fraîche litière; ensuite, on le saigne sous la queue, on le baigne souvent en eau claire, et on le laisse longtemps se promener. Il ne faut point lui épargner l'eau ni la mangeaille, et sa nourriture doit être du marc de vin mêlé avec du son et de l'eau.

La ladrerie ne se connaît pas toujours à la langue, car souvent il n'y a que peu ou point de grains, et cependant quand on vient à ouvrir le cochon et le mettre en pièces, on en trouve toute la chair chargée; en ce cas, comme elle est malsaine, elle doit être jetée dans la voirie et le vendeur du porc en doit rendre le prix; mais si la chair est seulement sursemée de quelques grains, le sel la corrige, en la laissant quarante jours en salaison, et ces sortes de viandes douteuses et corrigées par le sel se vendent dans les boucheries ou halles, en un étau séparé, au-dessus duquel doit être pendu un morceau de linge pour avertir.

Indigestions, Vomissements, dégoût et mal de rate.

On joint ces quatre maladies à cause du rapport qu'elles ont l'une avec l'autre.

La gourmandise des cochons les rend sujets au vomissement et à l'indigestion; souvent les mauvaises herbes leur causent le dégoût; le vomissement leur vient de réplétion, et l'indigestion est causée par la dureté ou la crudité de leur nourriture.

Pour guérir le simple vomissement, râtissez de l'ivraie, mêlez-en les râtissures avec du sel, que vous aurez bien fait sécher, et de la farine de fèves, donnez le tout au cochon avant qu'il n'aille aux champs.

Et pour guérir l'indigestion ou le dégoût, tenez le cochon enfermé dans son toit, afin de lui faire faire diète, faites-lui boire de l'eau dans laquelle vous aurez fait infuser, pendant quinze ou vingt heures, de la graine ou des racines de concombres sauvages bien pilées, qu'on lui donne de temps en temps, comme il a été dit pour les préservatifs.

Trop de fruits mangés pendant les grandes chaleurs lui causent la rate : on la guérit en lui faisant boire de l'eau où l'on aura laissé tremper du bois de romarin, qui a la force de dissiper les crudités et les enflures intérieures.

Fièvre

On juge que le cochon a la fièvre, quand on le voit baisser la tête, la porter de travers, courir dans les champs, ensuite s'arrêter tout court et tomber étourdi. Il faut prendre garde de quel côté il penche la tête, pour le saigner à l'oreille opposée, et ne lui donner à manger que des choses qui puissent le rafraîchir. On saigne aussi les cochons à une veine qu'ils ont au-dessous de la queue, à deux doigts des fesses, et pour ne point manquer cette veine, on en bat l'endroit avec une petite baguette de sarment ou coudrier, afin de la faire enfler. Quand on a tiré assez de sang, on y fait une ligature avec de l'osier ou de la grosse ficelle; on tient le cochon enfermé deux ou trois jours, jusqu'à ce que la fièvre soit guérie, et on le nourrit avec de l'eau tiède mêlée dans deux livres de farine d'orge.

Enflure

Dans la saison des fruits, les cochons en mangent souvent de pourris, et en si grande quantité, qu'ils en deviennent enflés, et cette enflure deviendrait dangereuse, si l'on n'y remédiait. Dans ce cas, on fait une décoction de choux rouges, qu'on leur donne à boire, ou bien on mêle de ces choux dans leur nourriture, ou on les nourrit simplement de feuilles de mûriers bouillies dans l'eau : tout cela dissipe l'enflure en peu de temps.

Catarrhe et autres enflures des glandes du cou

Pour guérir les cochons du catarrhe, saignez-les sous la langue, et frottez le mal de sel broyé et de pure farine de froment.

Vous emploierez le même remède quand vous verrez qu'un cochon a les glandes du cou enflées, ou le cou plein de tumeurs, qui ne viennent que d'une abondance d'humeurs grossières qui n'ont point de mouvements. On peut encore faire saigner le cochon aux épaules, et lui frotter tout le cou et le groin de sel et de farine, ou bien lui faire avaler, avec une corne, six onces de garum.

Gale

On la frotte rudement, à contre-poil, avec de l'eau de lessive, ensuite on fait baigner le cochon dans de l'eau claire. Il y a des personnes qui frottent la gale avec du tabac infusé dans de l'eau tiède, ou avec de l'urine et un peu de fleur de soufre. On peut encore se servir du remède des catarrhes.

Pesie.

Il faut jeter les cochons qui en sont attaqués, n'y ayant point de remèdes; mais on les préserve, en leur faisant boire de temps en temps de l'eau dans laquelle on a fait tremper, pendant un jour, des racines d'aphrodille, comme on l'a dit ci-devant.

Léthargie.

On connaît cette maladie quand les cochons qu'on mène paître tombent au milieu des champs et s'endorment au soleil.

Pour guérir cette maladie, qui leur fait perdre l'appétit et les fait maigrir en peu de jours, il faut les tenir enfermés, sans boire ni manger pendant vingt-quatre heures; le lendemain, s'ils sont altérés, on leur donne de l'eau dans laquelle on a fait tremper des racines de concombres broyées. Après qu'ils ont bu, il leur prend un vomissement qui les guérit; ensuite, on les guérit de pois chiches ou de fèves arrosées de saumure, puis on leur fait boire, afin de les désaltérer, de l'eau chaude dans laquelle on peut mêler deux poignées de son, et la leur faire avaler.

Remède éprouvé contre une maladie qui survient fréquemment aux cochons.

Cette maladie se manifeste d'abord par deux boutons blancs, comme des pois, entre les dents de la mâchoire du dessous. Dès qu'on les aperçoit, il faut les couper avec des ciseaux, et faire en sorte qu'ils saignent. On leur coupera ensuite la fève des deux côtés : cela fait, vous prenez un petit bâton de la longueur d'un pied, vous attacherez un petit linge au bout du fil, et tremperez ensuite ce linge dans de l'eau et dans du sel, et vous en frotterez plusieurs fois les boutons; vous jetterez ensuite de l'eau dans la gueule du cochon, et la lui abaisserez toutes les fois que vous lui en aurez jeté, dans la crainte qu'il n'en avale; et après lui avoir ainsi lavé la gueule plusieurs fois, on pourra lui donner à manger.

On observera que lorsque le cochon est attaqué de cette maladie, il ne mange plus, et que si l'on négligeait trop longtemps à lui faire le remède susdit, il serait dangereux que le venin renfermé dans les boutons ne rentrât dans la masse du sang, ce qui rendrait le remède inutile.

On a observé aussi que cette maladie ne provient que d'échauffures, et qu'elle est beaucoup plus commune dans les années de sécheresses.

---

(237) — Dijon, imp. F. Carré.

www.ingramcontent.com/pod-product-compliance
Ingram Content Group UK Ltd.
Pitfield, Milton Keynes, MK11 3LW, UK
UKHW020436180726
13839UKWH00004B/1512